1849

Daremberg

T.⁵.61.

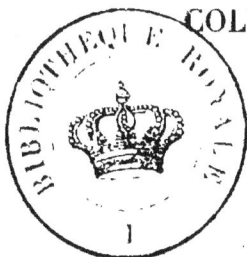

COLLÉGE DE FRANCE.

COURS

SUR

L'HISTOIRE ET LA LITTÉRATURE

DES SCIENCES MÉDICALES*,

PAR

LE DOCTEUR Ch. DAREMBERG.

PREMIÈRE LEÇON.

Messieurs,

L'histoire de la médecine, dans son acception la plus générale, est l'exposition critique et systématique du développement de la science et de l'art dans la succession des siècles, et chez les diverses nations. A cet exposé se rattachent naturellement l'étude des monumens littéraires, celle des institutions, enfin, la biographie des plus illustres maîtres de la science; il résulte de cette définition que l'histoire de la médecine peut très bien être divisée en histoire dogmatique et pratique, ou intrinsèque, et en histoire biographique et littéraire, ou extrinsèque.

Par cette seule manière de la considérer, je vous ai fait pressentir, Messieurs, l'étendue de l'histoire de la médecine, les recherches multipliées sur lesquelles elle s'appuie, les obstacles qu'elle doit vaincre, les obscurités qu'il lui faut pénétrer, les liens nombreux qui l'unissent à l'histoire générale, à la philosophie, à la littérature.

Peut-être, Messieurs, aurais-je dû vous dissimuler l'immensité de cette tâche, à laquelle ne répondent ni mes forces, ni mon talent, et qui me

---

* Avec l'autorisation de M. le Ministre de l'instruction publique.

1847

si bien en évidence la témérité de mon entreprise; cependant, j'ai cru qu'il convenait de vous laisser entrevoir les difficultés du sujet, pour exciter en vous, je ne dis pas une faveur à laquelle je n'ai nul droit de prétendre, mais une indulgence motivée, et un généreux soutien.

Heureux, si je ne me montre pas trop indigne de l'honneur qui m'est accordé de porter la parole au Collége royal de France où GOUPIL, DURET, CHARTIER, et, dans ces derniers temps, BOSQUILLON, ont laissé de glorieux souvenirs par leurs commentaires érudits sur les princes de la médecine ancienne! Je m'efforcerai de marcher, au moins de loin, sur leurs traces, et de renouer ainsi, quoique faiblement, une tradition interrompue.

Il semble, Messieurs, qu'il soit superflu de parler de l'utilité de la science qu'on professe devant un auditoire dont la présence témoigne assez de l'intérêt qu'il porte à l'enseignement; mais l'esprit de tous ne saurait être également préparé, et, parmi les personnes qui me font l'honneur de venir m'entendre, il en est peut-être quelques-unes dont la conviction dépendra de la valeur de mes démonstrations.

Eh! pourquoi ne l'avouerai-je pas, je trouverai moi-même la preuve la plus solide de l'utilité de ce cours dans vos encouragemens, dans votre attention bienveillante; comment aurais-je la prétention, pour ne pas dire la présomption orgueilleuse, de vous attirer et de vous retenir dans cette enceinte, si vous n'aviez l'espoir d'y trouver, à défaut d'une voix éloquente et de vues élevées, un certain nombre de documens qu'il serait trop long, et peut-être fastidieux pour vous, de chercher au milieu des ténèbres de l'histoire, documens qui pourront vous servir, soit dans l'étude de la science, soit dans l'exercice de l'art.

L'histoire de la médecine, comme la médecine elle-même, se résout en deux grandes questions: la théorie, ou la science proprement dite, et la pratique, ou l'art; sous ce double rapport, les différentes époques de nos annales ne présentent pas le même degré d'intérêt ou d'utilité.

Si vous demandez à l'histoire de vous enseigner les procédés de l'esprit humain dans la recherche de la vérité, en ce qui touche l'homme sain ou malade; si vous l'interrogez sur l'origine et sur l'essence des systèmes qui se sont succédé, ou dont l'existence a été simultanée; si vous voulez savoir d'elle comment la science s'est développée, si elle a eu une marche toujours ascendante et progressive, ou si, au contraire, elle a eu des phases d'accroissement, d'arrêt, de décadence, et si elle a accompli des révolutions successives et de véritables périodes repassant tour à tour par les points qu'elle avait déjà parcourus, mais avec des modifications et des élémens ajoutés ou retranchés, il n'est pas une époque qui ne fournisse de précieux renseignemens sur ces questions générales, pas une qui ne voie un ou plusieurs systèmes naître, grandir et tomber, pour faire place à un autre. Chacun de ces systèmes, après un certain laps de temps, reparaît dans la science avec une physionomie nouvelle, qu'il emprunte aux temps, aux lieux, aux circonstancs de toute nature, enfin aux hommes qui le font revivre, en croyant souvent le créer de toute pièce.

Les temps modernes ne sont qu'un reflet des temps antiques ; toutes les théories enfantées depuis que la médecine, cessant de croire sans examen à la parole du maître, a voulu rentrer dans l'observation de la nature, ne sont qu'une reproduction des théories qui ont eu cours aux différentes périodes de la médecine antique.

C'est ainsi que Brown a eu pour précurseur Thémison ; que Broussais nous rappelle Erasistrate par ses théories, sinon par sa pratique ; la doctrine de Boerhave sur l'*erreur de lieux* est en quelque sorte une combinaison de celle d'Asplépiade et d'une partie de celle d'Erasistrate lui-même ; les *méthodistes* se montraient ardens défenseurs du solidisme, et l'on connaît les efforts de Galien pour constituer la médecine humorale, remise de nos jours en honneur sous une forme plus sévère, et tout expérimentale.

Qui ne voit, d'après cela, qu'il serait impossible d'avoir une connaissance, une compréhension complète d'un système, d'une doctrine, d'une théorie, si on ne les étudie historiquement, si on n'en recherche les racines plus ou moins profondes, et cachées souvent dans la plus haute antiquité, si on ne prend en considération les épreuves que les siècles leur ont fait subir dans le sens de l'erreur ou dans celui de la vérité ?

« La science, comme le dit très bien Cabanis, ressemble à un voyageur » curieux qui, sur sa route, recueillant tout ce qui l'intéresse, voit se » grossir à chaque instant son bagage et se trouve fréquemment forcé » d'en faire l'examen, soit pour se débarrasser des objets inutiles ou qui » font double emploi, soit pour disposer dans un meilleur ordre ceux » dont il ne peut se détacher, afin que leur transport ou leur emploi » devienne plus facile et plus commode. »

D'ailleurs, Messieurs, si une réforme en médecine est jamais tentée sérieusement, elle ne peut s'effectuer qu'avec le secours de l'histoire ; nous ne saurions, en effet, avoir la prétention de posséder seuls tous les faits et toutes les idées qui constituent la science ; il faut les rassembler d'aussi loin qu'on les voit apparaître, les soumettre à une critique judicieuse et les réunir en un système complet.

Quand on lit avec quelque attention les paroles qui servent d'introduction l'ouvrage encyclopédique de Celse, ce médecin romain, si indépendant, si exempt de préjugés, on est frappé de la grande ressemblance qui existe entre l'état de la médecine au Ier et au XIXe siécle.

Comme de nos jours, il y avait alors une lutte acharnée entre la théorie et la pratique; comme de nos jours, les rationalistes et les empiriques, se calomniant les uns les autres, livraient à la dérision et au mépris du vulgaire le sanctuaire de la science.

On s'expliquera facilement cette ressemblance de deux époques distinctes; les mêmes causes produisent les mêmes effets. Au temps de Celse, aucun système n'avait la primauté : empirisme, dogmatisme, méthodisme, pathologie humorale, solidisme, étaient en présence dans une complète anarchie ; il fallut, pour opérer la fusion des uns et des autres, le vaste système synthétique de Galien, prodigieux génie qui, à lui seul, résume la science qui le précède, et contient en germe toute celle qui doit le suivre.

De même, la médecine moderne, après s'être, depuis Paracelse, manifestée par des tendances diverses qui se résument dans le matérialisme et le dynamisme, cherche, mais sans une règle bien positive, à réunir ce qui a été séparé et à rétablir ainsi l'unité organique de la science. De là ce désordre dans la littérature médicale, désordre qui s'accroît de jour en jour ; de là ces plaintes universelles, ces contradictions incessantes dans les méthodes et dans les principes; de là ces efforts plus ou moins fructueux pour trouver un point d'appui au milieu des débris de systèmes amoncelés par plusieurs siècles.

Nous sommes à une époque de crise, comme disent les Allemands; espérons qu'il en naîtra une formation nouvelle et durable, et qu'une main puissante fera rentrer la médecine dans la seule voie de salut qui lui soit ouverte, en opérant la fusion des méthodes anciennes et des méthodes nouvelles dans un éclectisme vraiment scientifique.

Serons-nous assez heureux pour voir ce Messie tant souhaité? Ayons confiance en l'avenir ; et, dans le présent, apportons chacun notre petite pierre pour le nouveau temple de la science.

L'histoire, je ne saurais trop le répéter, Messieurs, peut seule éclairer ce chaos; seule elle a le droit et le pouvoir d'examiner chaque doctrine dans ce qu'elles ont de particulier, et au point de vue général de l'unité de la médecine ; seule elle peut fixer leur place dans la série des efforts et des tendances scientifiques.

N'est-ce point d'ailleurs en résumant historiquement et d'une manière systématique les travaux de ses prédécesseurs, que Galien a pu former un ensemble qui a résisté à quinze siècles, et dont quelques parties sont encore debout et demeureront tant qu'il y aura une saine médecine?

Hippocrate lui-même, qu'on a si longtemps considéré comme le père de la science, en est plutôt le premier réformateur, parce qu'il en a été le premier historien.

L'histoire de la médecine, loin d'être un objet secondaire, doit donc devenir une étude de première nécessité, car elle est, on peut l'affirmer, comme celle de la philosophie, la science elle-même diversement manifestée et interprétée suivant les époques.

Il est encore d'autres raisons qui militent en faveur de l'utilité scientifique de l'histoire de la médecine ; je ne ferai que les indiquer, leur développement m'entraînerait trop loin.

Considérée dans sa véritable signification, et non plus comme un simple catalogue de noms propres et de titres d'ouvrages, notre histoire se rattache à celle du développement de l'esprit humain et de la civilisation. Sans cesse en présence des doctrines philosophiques, elle en reçoit une influence fâcheuse ou salutaire, transitoire ou durable, ou bien, à son tour, elle leur imprime une direction particulière et caractéristique.

Ainsi, pour ne parler que des anciens, on trouve dans la collection hippocratique de précieux documens pouvant servir à l'étude des premières écoles philosophiques ; quelques parties des œuvres de Platon, *le Timée* surtout, ne sauraient être bien comprises si on ne les compare avec les écrits du médecin de Cos ; il en est de même pour Aristote ; les écrits de Galien jettent aussi une vive lumière sur plusieurs ouvrages de ces deux écrivains.

J'ai montré ailleurs de quelles ressources pouvait être pour l'histoire de la philosophie l'étude des œuvres du médecin de Pergame ; j'établirai dans un travail spécial que certains écrits des pères grecs et latins doivent être commentés à l'aide de connaissances puisées dans les ouvrages de médecins grecs.

Enfin, l'étude de la pathologie ethnographique et de l'hygiène publique rattache l'histoire de la médecine à l'histoire même de l'humanité, et rend compte, dans l'état civil ou politique, de dispositions législatives et de particularités inexplicables sans cette considération.

Savoir quelle a été la constitution primitive d'un peuple, découvrir quelles influences ont pu modifier cette constitution ; reconnaître à quelles affections il a été le plus exposé et pour quelles causes ; déterminer si l'homme s'est affaibli d'une manière générale, ou s'il présente sous ce rapport des phases successives et une sorte d'équilibre suivant les temps, les lieux et les races ; essayer une statistique de la maladie et de la mortalité ; rechercher enfin si certaines affections et certains remèdes ne sont pas propres à certains climats ; voilà, si je ne me trompe, une série de problèmes des plus intéressans, et pour ainsi parler, nouveaux dans l'histoire de la médecine.

Ai-je besoin de le dire ? L'histoire agrandit, fortifie l'esprit; elle habitue le médecin à juger par lui-même, le reporte vers des conceptions générales, lui donne la mesure des théories qu'on lui présente, le défend contre les erreurs déjà jugées par l'expérience des siècles, lui inspire la tolérance, compagne inséparable du vrai savoir, lui fait connaître les grands noms et les grandes idées, dont il retrouve incessamment les traces mêlées aux objets de ses études journalières.

A l'aide de l'histoire, le médecin contemple la pensée s'exerçant sur les problèmes les plus élevés, les résolvant dans des sens divers, mais laissant toujours à l'avenir quelques vérités durables qui consacrent la perpétuité, l'unité fondamentale de la médecine, en même temps qu'elles donnent une foi sincère et légitime en son efficacité.

Enfin, Messieurs, la médecine est un héritage ; si nous savons quelque chose, nous le devons autant à nos devanciers qu'à nous-mêmes ; il n'y a point de prescription pour la vérité, non plus que pour la reconnaissance. Ne nous montrons donc point légataires ignorans ou ingrats, et n'usons point de connaissances qui nous ont été transmises, pour la plupart, comme d'un fonds que nous aurions acquis par nos propres forces,

Mais je vous entends déjà, Messieurs, me demander compte du temps que je réclame de vous en faveur de l'histoire ; je vous entends me dire : en serai-je médecin plus habile ? acquerrai-je plus de ressources contre les maladies qui se présenteront à mon observation ? trouverai-je dans les anciens plus d'élémens de diagnostic que dans nos excellens traités ? en un mot, l'histoire a-t-elle une utilité pratique positive ?

C'est qu'en effet, Messieurs, ce grand mot de pratique absorbe tous les esprits et les détourne trop souvent des voies véritablement scientifiques ; et je voudrais vous persuader que la médecine n'est pas tout entière dans sa réalisation comme produit matériel.

Toutefois, même sous ce point de vue, la science des temps qui nous ont précédés n'est pas tout à fait sans valeur ; mais je dois me hâter d'ajouter que toutes les époques n'offrent pas ici, comme pour la spéculation pure, la même importance, la même utilité. Ainsi, pour ne vous en citer qu'un exemple, tout ce qui a été fait avant les immortels travaux de Morgagni sur le diagnostic anatomique des maladies et sur leur nature est en grande partie sans application immédiate.

Pourquoi d'ailleurs faire toujours consister l'histoire de la médecine dans l'examen des plus anciens monumens de l'antiquité et ne la voir jamais apparaître que chargée de la poudre séculaire des bibliothèques? L'histoire est de tous les temps; le livre d'aujourd'hui sera demain de son domaine; nous touchons de tous côtés à l'histoire. Le dix-huitième siècle vient de finir; le connaissons-nous? Savons-nous ce que nous devons et ce que nous pourrions encore emprunter à l'Académie de chirurgie, à la société royale de médecine? Avons-nous exploré les livres et les recueils publiés il y a cinquante ans, soit en France, soit surtout à l'étranger?

Depuis la renaissance, une partie notable des recherches de physiologie, d'anatomie, de pathologie médicale ou chirurgicale, nous ont fourni des résultats qui font en quelque sorte partie intégrante de la médecine actuelle; mais il reste encore beaucoup à glaner dans les immortels travaux de cette pléiade d'illustres médecins, qui se sont succédé depuis *Ambroise Paré*, le restaurateur de la chirurgie moderne, depuis *Morgagni*, le créateur de l'anatomie pathologique et de la médecine positive, depuis *Harvey*, dont l'influence a été si profonde, si étendue sur le développement de la méthode expérimentale, enfin depuis *Vésale*, ce prince de l'anatomie humaine comme *Galien* l'avait été de celle des animaux.

Si, franchissant les âges, vous cherchez dans Hippocrate et même dans Galien le secret d'une thérapeutique rationnelle ou d'un diagnostic assuré et expérimental, je vous dirai que vous exigez de ces auteurs des résultats auxquels il leur était impossible d'arriver, bien que leurs écrits nous fournissent quelquefois des notions si positives et si avancées qu'elles commandent l'admiration des esprits les plus prévenus; mais si vous apportez une critique sérieuse dans l'étude de leurs œuvres, ce que vous devez surtout leur demander, ce sont des méthodes générales, des vues d'ensemble sur l'homme, sur la maladie, sur la nature.

Dans Hippocrate, par exemple, vous trouverez comme les gardiennes de la médecine antique, et comme sa plus grande gloire, l'étude de l'état général admirablement mise à profit, en l'absence du diagnostic des espèces particulières de maladies; vous y trouverez l'appréciation élevée de l'influence des agens et des circonstances extérieures sur l'homme sain ou malade. Enfin le livre *de l'Ancienne médecine* vous fera connaître le jugement ferme et indépendant que le vieillard de Cos a porté sur les doctrines médico-philosophiques qui régnaient de son temps.

Galien doit être considéré comme ayant régularisé la méthode expérimentale, comme ayant jeté les premières bases du diagnostic anatomique. Mais ce fut une étrange destinée que la sienne. Pendant tout le moyen-âge, où ses écrits furent consultés comme des oracles infaillibles; où nul n'osait émettre une opinion qu'il ne l'eût soumise à ce tribunal sacré, ses doctrines contemporaine. Cette vérité me semble avoir à peine besoin de démonstration. N'est-il pas évident, en effet, que pour apprécier la valeur absolue des résultats auxquels les anciens sont arrivés, pour établir les points de contact et les différences qui existent entre leurs opinions et les nôtres, il importe de savoir précisément à quoi nous avons à faire, et de déterminer ce que leurs observations signifient pour nous?

Nous pouvons nous abstraire jusqu'au point de nous représenter assez exactement ce que les anciens se figuraient par telle ou telle maladie; mais nous ne parviendrions jamais à donner, pour nous, un corps, une réalité à ces descriptions, si ce n'est par un retour vers l'observation de la nature telle que nous la comprenons.

Quand on parle de *pneumonie*, de *méningite* et de *phthisie*, tous les médecins s'entendent entre eux, et se représentent à l'instant l'état pathologique dont il s'agit; si, au contraire, nous trouvons dans les anciens les mots *phthisie, péripneumonie, maladie cardiaque, phrénitis, léthargus*, etc., nous ne saurions nous figurer la vraie nature de ces états pathologiques, si ce n'est par un diagnostic rétrospectif et comparatif.

Mais il importe de tracer ici quelques règles à suivre, et de montrer les nombreux écueils à éviter.

Les anciens n'avaient point de classifications systématiques des maladies, je veux dire de nosographie et de nosologie régulières; c'est à peine même si on trouve un ordre topographique dans la collection hippocratique. Galien et ses successeurs décrivent en général les maladies *a capite ad calcem;* quelques-uns mettant en tête les fièvres, comprenant sous cette dénomination une partie des maladies inflammatoires, surtout celles de l'abdomen; car ils avaient très bien distingué les affections de la tête et de la poitrine.

Cette absence de classifications systématiques tient, sans doute, au peu de rigueur que les anciens apportaient dans toutes les conceptions scientifiques, rigueur qui date seulement des progrès de l'histoire naturelle; car c'est aux naturalistes que nous devons la première idée de nos nosologies.

On se représente aisément l'extrême confusion que dut entraîner, dans la distinction des espèces morbides, cette absence de classification, jointe au défaut de connaissances anatomico-pathologiques; aussi voyons-nous perpétuellement des choses dissemblables réunies sous un même nom, et les mêmes choses séparées par des noms différens. Comment s'étonner d'un pareil désordre, puisque nous le retrouvons même de nos jours? Je ne saurais vous en rapporter un exemple plus frappant, qu'en vous rappelant les divergences d'opinions qui ont eu cours depuis cinquante ans sur le nom et la nature de la fièvre typhoïde.

Le premier soin à prendre pour débrouiller ce chaos, est d'isoler avec exactitude les espèces morbides telles que les anciens les ont comprises, en s'attachant à ne pas leur faire dire autre chose que ce qu'ils ont vu et conçu.

Ce travail achevé avec une entière liberté d'esprit, en se faisant en quelque sorte ancien, ou plutôt contemporain de chacun des âges qu'on étudie, c'est-à-dire en se dépouillant de l'esprit, des méthodes et des élémens de diagnostic de la science moderne, pour accepter seulement ceux de la science passée, il reste à établir, entre ces espèces morbides et celles que nous admettons, une correspondance aussi rigoureuse que le permet l'interprétation critique des textes ; car ce serait fausser gravement l'histoire que de prêter dans ces rapprochemens aux anciens une science qu'ils n'avaient pas, et que même il leur était impossible d'acquérir.

Nous possédons un moyen de fixer, approximativement au moins, la limite qu'ils pouvaient atteindre dans la connaissance des maladies. Nos prédécesseurs travaillaient sur le même fonds que nous ; ce fonds ne saurait changer absolument, et la manière de l'étudier n'est pas si radicalement différente qu'il n'y ait un grand nombre de traits de ressemblance entre les observations anciennes et les nôtres ; nous pouvons donc être assurés par avance de retrouver une partie des élémens de diagnostic, soit en interrogeant certains groupes d'affections déterminées, soit en parcourant une plus grande étendue du champ de la pathologie.

Une fois que par ce long et pénible labeur, qui ne peut s'exécuter qu'au moyen des livres, ou en consultant ses propres souvenirs, on est arrivé à une détermination plus ou moins précise, il faut s'assurer, en interrogeant la nature elle-même, jusqu'où les anciens pouvaient aller dans la connaissance de l'essence et de la forme des maladies, avec leurs moyens de diagnostic, avec leurs notions anatomiques et physiologiques, obscurcies encore par leurs théories. Il nous suffira, pour cela, de réduire artificiellement notre esprit à ces mêmes notions, de n'employer que les mêmes ressources, et de voir à quels résultats nous pouvons arriver en procédant de cette façon dans l'étude clinique des maladies.

Pour nous assurer nous-mêmes, en même temps, de l'exactitude et de l'étendue de ce premier diagnostic, pour avoir la mesure exacte de celui des anciens, nous aurons recours à nos méthodes expérimentales et objectives, méthodes dont nous aurons fait un moment abstraction.

Nous devons, toutefois, nous tenir en garde contre une chance d'erreur, sinon absolue, du moins relative : c'est que les anciens étaient beaucoup

plus habiles que nous à se servir, comme élémens de diagnostic, de certaines données générales que nous avons à peu près entièrement négli-
gées ; le premier soin de l'historien sera donc de faire une étude clinique
sérieuse de ces élémens autrefois si en faveur et portés à un haut degré de
perfection, puisqu'ils étaient les seuls qu'on pouvait mettre en usage.

Du reste, j'ai appliqué cette méthode, non pas seulement à la médecine,
mais à la chirurgie, à la physiologie et à l'anatomie, recourant à la nature
aussi souvent que je le puis, toutes les fois qu'il s'agit d'un fait douteux
ou d'une idée obscure ; l'expérience et l'observation directe deviennent
ainsi, avec la critique des textes, les véritables bases de l'histoire de la
médecine.

Il ressort de ce qui précède que j'accepte la science telle qu'elle est
constituée aujourd'hui dans les livres et dans les écoles, comme le crite-
rium le plus solide de la science antérieure; ce n'est point à dire pour cela
que la première soit, à mon avis du moins, l'expression du dernier progrès; qu'il ne reste plus rien à l'avenir, et qu'on n'a plus rien à demander au
passé ; mais l'avenir n'est point en mon pouvoir; je ne saurais aller au-delà
de l'existence et de la réalité ; j'ai foi au présent et aux immenses travaux
entrepris d'après une méthode plus rigoureuse que celle de nos prédécesseurs; quant au passé, j'espère pouvoir me dégager assez des préoccupations actuelles pour croire que les acquisitions modernes ne sauraient
annuler ce qui a été fait jusqu'à nous : question délicate et ardue qui ap-
partient à la fois au dogme et à l'histoire, et qu'il faut traiter avec une
extrême circonspection.

Il y a des faits oubliés à remettre en lumière, des méthodes à réhabi-
liter, des doctrines à faire revivre; il faudra donc bien dépasser notre
sphère, quand nous ne trouvons pas chez les contemporains les élémens
suffisans pour résoudre les problèmes qui s'offrent à nous; c'est ainsi que
l'histoire même nous viendra en aide pour juger l'histoire.

J'ai avancé que le besoin, j'aurais dû dire le devoir, le plus impérieux
de l'historien de la médecine est de comparer l'héritage des siècles passés
avec les acquisitions de la science moderne ; par ce seul fait, c'est déjà
rejeter et presque réfuter cette doctrine désolante, professée par KURT
SPRENGEL en tête de son Histoire pragmatique de la médecine : « En
» étudiant cette partie de la science, dit-il, on se persuade, avec Pyrrhon
» d'Elée, que le moyen d'approfondir est de suspendre son jugement, et
» que le parti le plus sage est de voir toutes les opinions avec l'œil de l'in-
» différence, etc. »

Mais quel homme ayant quelque sentiment de lui-même ose regarder

l'erreur du même œil que la vérité ? Qui ne sent en soi l'irrésistible désir
de distinguer l'une de l'autre, de repousser la première et de défendre la
seconde ? Le scepticisme ferait presque douter de l'existence de la vérité ;
il condamne l'esprit à de perpétuelles hésitations, et le monde à un doute
éternel. D'ailleurs, Messieurs, défiez-vous de ceux qui inscrivent le scepticisme au frontispice de leurs livres ; au fond de leurs écrits la passion
ou l'esprit de système remplace le plus souvent l'impartialité dont ils se
vantent ; Sprengel lui-même en est la première preuve.

S'il est contraire aux droits de la raison d'étudier l'histoire en restant
dans le scepticisme, il n'est pas moins contraire aux droits de la vérité
de se renfermer, pour cette étude, dans un système exclusif. Véritables
lits de Procruste, les systèmes ne peuvent comprendre légitimement et sans
efforts qu'un certain nombre de faits ; les autres, lorsqu'ils ne se montrent
pas trop réfractaires, sont tiraillés ou mutilés ; quand ils se refusent
absolument à rentrer dans ces limites étroites et factices, on les retranche
impitoyablement.

Je ne crains donc point de l'affirmer, Messieurs, s'il est très difficile de
construire d'une manière un peu solide l'édifice de la science en prenant
pour base un système exclusif, il est impossible de l'imposer comme *cri-
térium* à l'histoire ; la seule raison que je veuille vous en donner aujourd'hui, c'est que l'histoire est précisément la consécration de ce fait, ou
plutôt de ce principe, qu'aucun système, quelque apparence de gran-
deur et d'originalité qu'il présente, quelle que soit la profondeur et
l'étendue de son influence, ne contient la vérité absolue, n'admet l'univer-
salité des faits ou des idées.

Voyez, du reste, les partisans des systèmes ou leurs disciples aux prises,
je ne dis pas ici avec la pratique, cela n'est pas de mon sujet, mais avec
l'histoire, et vous me direz comment ils la comprennent, ou plutôt, per-
mettez-moi le mot, comment ils la défigurent. Vous connaissez tous,
Messieurs, le célèbre *Essai sur les doctrines médicales* ; vous avez sans
doute aussi entendu parler d'un livre sur *la Doctrine d'Hippocrate,* par
M. Houdart. Ici c'est le maître qui juge tous les temps antérieurs au sien,
toutes les doctrines qui l'ont précédé ; là, c'est le disciple qui étudie une
question particulière au point de vue de la médecine physiologique ;
n'est-ce pas d'un côté le génie et de l'autre le talent mis au service de la
cause la plus anti-historique ?

Toutefois cette proscription des systèmes n'est pas si radicale qu'on
pourrait le croire au premier abord : libérale et tolérante par sa nature, née de tous les temps et de toutes les écoles, l'histoire proclame
en même temps que chaque système, contenant en soi un germe fécond,

laisse après lui certains points de doctrine solidement établis, et un nombre plus ou moins considérable de faits rigoureusement démontrés.

Se plaçant donc au-dessus des préoccupations et de la dangereuse vanité des systèmes, l'historien n'a besoin que d'une méthode à l'aide de laquelle il juge la valeur des faits et la réalité des doctrines qui les réunissent. Mais deux méthodes sont en présence aussi bien en médecine qu'en philosophie et dans les autres sciences : l'une est la méthode expérimentale, elle raisonne seulement sur les faits qu'elle saisit par l'observation directe ou *autopsie*; elle ne s'élève à leur généralisation que par le procédé de l'*induction;* elle néglige la recherche des causes occultes ou dernières, ne s'occupe point de la finalité et ne pose point de principes *a priori*. L'autre méthode adoptée plus particulièrement par les dogmatiques, bien qu'elle ne repousse pas l'expérience, repose essentiellement sur la *déduction*, en d'autres termes, sur le raisonnement partant de principes absolus et nécessaires ; elle s'enquiert avec soin de tout ce qui touche aux causes occultes et à la finalité. La première, plus rigoureuse, et jusqu'à un certain point suffisante dans la pratique, ne répond pas à toutes les exigences de la théorie ; la seconde, plus séduisante, mais plus dangereuse quand elle n'est pas employée avec prudence et sévérité, égarerait infailliblement si on l'appliquait seule dans l'exercice de l'art ; elle doit être néanmoins invoquée dans plusieurs questions purement scientifiques ou spéculatives.

Outre que ces deux méthodes sont en réalité les deux voies qui mènent à la connaissance, elles ont présidé dans l'antiquité, comme dans les temps modernes, à la recherche de la vérité en médecine ; il convient donc de les appliquer l'une et l'autre à l'étude de l'histoire, si l'on veut profiter de ses enseignemens, et tirer parti, pour la constitution de la science actuelle, des faits ou des principes qu'elle nous a laissés.

C'est, Messieurs, dans l'union, ou plutôt dans l'application régulière et opportune de ces deux méthodes que je fais particulièrement consister l'*éclectisme*; c'est dans ce sens que je l'accepte et que je me propose de l'appliquer à l'histoire de la médecine. Le choix de ce qu'il y a de bon dans les divers systèmes n'est que le résultat de l'emploi logique de ces deux méthodes ; considéré en lui-même, ce choix ne saurait constituer qu'un *syncrétisme* plus ou moins scientifique.

En introduisant ainsi dans l'histoire un esprit critique, en lui imprimant une direction pratique, on lui rendra certainement la faveur qu'elle mérite, et l'on parviendra à dissiper les préjugés qui éloignent encore de son étude un si grand nombre de médecins.

Retenant de son réformateur un esprit d'égoïsme scientifique, bon en principe, mais dangereux quand il n'est pas renfermé dans de justes limites, l'école moderne n'a donné aucun encouragement aux études littéraires et historiques; les travaux qui surgissent çà et là en ce genre, ne se rattachent à aucun ensemble, à aucune disposition générale en faveur de cette partie de la science. J'en excepte toutefois, Messieurs, ce monument à la fois scientifique et littéraire, élevé de nos jours à la gloire d'Hippocrate, de la médecine grecque et de l'érudition française, par un savant dont je me glorifie d'être le disciple.

Quelle distance nous sépare de ce xvie siècle, où les œuvres complètes de Galien, en cinq volumes in-folio, comptaient dix éditions chez les JUNTE, trois chez les FROBEN et plusieurs encore chez d'autres imprimeurs; où les éditions d'Hippocrate étaient multipliées à l'infini; où les anciens étaient lus et étudiés par les médecins comme les classiques par les érudits! Marchant dans d'autres voies, négligeant la tradition du passé, nous travaillons exclusivement au développement intérieur de la science et de l'art; nous n'avons foi qu'en nous-mêmes et en nos moyens d'observation; si quelques médecins vouent encore une sorte de culte aux anciens; si quelques-uns même écrivent sur leur bannière le nom d'Hippocrate, ils ressemblent malheureusement trop souvent à ces gentils qui, dans leur crainte superstitieuse, élevaient un autel au *Dieu inconnu*.

Loin de moi cependant la prétention et le désir de faire revivre le temps où les médecins anciens, placés dans une sorte de sanctuaire, étaient consultés comme des oracles; où les dogmes scientifiques étaient sacrés; où l'on aimait mieux accuser la nature qu'Hippocrate, Galien et Avicenne. Ce temps, Messieurs, ne peut plus revenir; une étude sévère et éclairée, une discussion indépendante, une critique libre, doivent succéder à une soumission aveugle et passive, et remplacer l'immuable autorité. Il faut que les doctrines actuelles nous donnent la clé des doctrines antiques, en même temps qu'elles s'éclairent à leur flambeau; il faut que l'histoire ne soit pas seulement la *Messagère des temps*, mais qu'elle devienne l'institutrice des générations présentes par les générations passées, et qu'elle serve en même temps de préparation aux progrès de la science dans l'avenir.

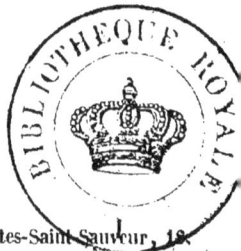

Typographie FÉLIX MALTESTE et Cᵉ, rue des Deux-Portes-Saint-Sauveur, 18.

(Extrait du Journal l'UNION MÉDICALE, Juillet 1847.)

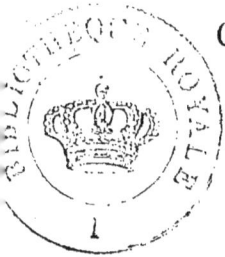

COLLÉGE DE FRANCE.

—

COURS

SUR

L'HISTOIRE ET LA LITTÉRATURE

DES SCIENCES MÉDICALES,

PAR

LE DOCTEUR CH. DAREMBERG.

Deuxième semestre; — Première leçon.

Résumé des leçons du premier semestre; — Programme de celles du second.

———

Messieurs,

Avant d'aborder le sujet que je me propose d'étudier avec vous cette année, il convient, ce me semble, de jeter un coup d'œil rapide sur les matières traitées dans le premier semestre; de cette façon nous pourrons constater la marche de la science pendant une certaine période; nous établirons en même temps un lien naturel entre les leçons qui vont suivre et celles que j'ai eu l'honneur de faire devant vous.

Mon premier but, vous le savez, Messieurs, est de rendre pratique l'histoire de la médecine. Je n'ai pas la prétention, néanmoins, de vous faire trouver incessamment dans les enseignemens qu'elle fournit des moyens de traitement pour telle ou telle maladie, ou la solution des problèmes divers qui divisent encore les médecins; j'aurai cependant plus d'une fois l'occasion de vous présenter des résultats d'une application immédiate, et tels que la science actuelle n'aura rien à y ajouter ou à y modifier. Ce qu'il faut surtout demander à l'histoire, ce que je désire en faire ressortir, ce sont des règles positives pour juger les théories médicales, pour apprécier les méthodes générales de traitement, pour déterminer la valeur et l'originalité de certaines découvertes. Ainsi l'histoire, en même temps qu'elle éclaire le présent, en mettant dans tout leur jour les acquisitions modernes, les théories les plus nouvelles, prépare et assure les destinées de la science.

Pour atteindre ce but, je ne me suis pas borné à la biographie des médecins, j'ai particulièrement cherché, au contraire, à tracér l'histoire de la science et de l'art; chaque fois qu'une question de théorie ou de pratique un peu importante a été soulevée à l'occasion d'un homme, je me suis efforcé de traiter cette question dans tous les développemens qu'elle comporte; de plus, je n'ai cessé de mettre en parallèle la vieille médecine avec la médecine moderne, et d'éclairer ainsi l'une par l'autre; car c'est là, j'ose le dire, la seule manière de rendre l'histoire véritablement pratique et fructueuse.

Regardant comme insuffisans et parfois infidèles les renseignemens que je pouvais puiser dans les livres, j'ai interrogé soigneusement la nature par une sorte de clinique historique, et je n'ai essayé de parallèles ou de rapprochemens qu'en mettant sous vos yeux les pièces du procès; de même, toutes les fois qu'il s'est agi d'un point difficile d'anatomie ou de physiologie, j'ai répété les dissections ou les expériences.

Ma première leçon a été consacrée à l'exposition de ces idées générales sur le but de l'histoire, et sur les moyens d'atteindre ce but.

Les classifications sont la base, je dirais presque sont l'âme de l'histoire aussi bien que de la science; une idée, un fait classés, sont à jamais acquis; on les trouve, pour ainsi dire, à première requisition; les classifications sont dans le domaine de l'intelligence ce qu'est l'ordre dans les affaires; établies avec rigueur, elles semblent doubler la valeur des faits; elles en font connaître jusqu'à un certain point la nature et le caractère; de plus elles montrent le rapport de ces faits entre eux et avec l'ensemble.

J'ai essayé de vous présenter une division aussi naturelle que possible des diverses époques ou périodes en lesquelles peut se partager l'histoire de la médecine. Cette classification repose sur la triple considération de la séparation de la médecine occidentale d'avec la médecine orientale proprement dite, de la persistance de la médecine grecque jusqu'à la découverte de Harvey, enfin de l'analogie qui m'a paru exister entre le développement de la science et celui d'un organisme vivant.

Après vous avoir fait connaître les divisions admises par mes devanciers, j'ai tâché d'en pénétrer l'esprit et de les rapporter à des types généraux. Dans le cours de ces leçons, j'aurai l'occasion de reprendre ce sujet lorsque je m'occuperai des historiens même de la médecine.

Parmi les diverses périodes, nous avons étudié ensemble celle qui est comprise entre Hippocrate et Galien. Le fait culminant de cette période, celui d'où découlent tous les autres, c'est la transplantation de la médecine de Grèce à Alexandrie.

Je n'ai pas besoin de revenir sur le caractère et sur les résultats de cette transplantation ; il me suffira de vous rappeler que le nom d'*école* ne convient pas du tout à la réunion des médecins attirés à Alexandrie par la faveur des Ptolémées. Le *Musée* devint le foyer de toutes les doctrines, comme il fut l'asile de tous les médecins ; il n'y eut jamais à Alexandrie d'*école* dans le véritable sens du mot, comme à Cos, à Cnide, et plus tard à Salerne ou à Montpellier ; beaucoup de sectes s'y formèrent et notamment la secte empirique, mais aucune n'obtint une prépondérance exclusive. D'un autre côté, la médecine y resta pure de tout élément étranger, et en particulier de l'élément égyptien, auquel on a fait jouer jusqu'ici un rôle tout à fait imaginaire, aussi bien en médecine qu'en philosophie. La nullité de cette intervention a été démontrée d'une façon irrésistible, d'après l'étude des monumens, par M. Ampère, pour la philosophie et pour les lettres (1) ; je suis heureux de confirmer ses conclusions en ce qui concerne la médecine.

Il est temps enfin de faire évanouir, à jamais, devant le flambeau de la critique cette prétendue *sagesse égyptienne*, véritable mirage, qui séduit et égare les historiens et les philosophes depuis plus de quinze siècles.

Ainsi, pour la science médicale, on ne trouve rien qui rappelle, sous les Ptolémées, même de loin, ce qui advint pour la philosophie vers l'an 193 après J.-C., époque à laquelle on fait remonter l'origine de la secte appelée *école d'Alexandrie*, secte dont le caractère principal est l'éclectisme, ou la fusion, dans un ensemble régulier, des divers systèmes enfantés en Grèce avec ceux de l'Orient, lesquels se résument assez bien dans le mysticisme. Comme le remarque M. Vacherot dans un savant ouvrage récemment publié sur l'école d'Alexandrie (2), le *Musée* ne doit point être confondu avec

---

(1) *Revue des Deux-Mondes*, 1er septembre 1846, p. 729 et suiv.
(2) *Histoire critique de l'école d'Alexandrie*, préface, p. ii et iii. — Paris, 1846.

l'école philosophique qui porte le nom d'*école d'Alexandrie* ; il n'y eut pas dans cet établissement une véritable école de philosophie, mais plutôt un *institut*, où chaque école grecque coexistait et travaillait d'après ses principes et ses traditions. Le seul caractère commun à ces écoles, c'est qu'elles avaient apporté et qu'elles conservaient religieusement l'esprit grec, réagissant contre tout ce qui n'était pas lui. Le *Musée* demeura toujours fidèle à son institutition première, et ne se laissa jamais absorber par les écoles d'origine orientale, avec lesquelles il eut cependant de nombreuses communications.

En résumé, il n'y eut dans le *Musée* ni une école médicale grecque prépondérante, ni une école græco-égyptienne. La médecine grecque à Alexandrie n'éprouva que très tard le contact direct de la médecine orientale dans la personne des Arabes, dont les connaissances étaient encore fort peu avancées. C'est alors que la magie et l'astrologie furent mêlées aux doctrines médicales grecques, comme le mysticisme avait été introduit dans la philosophie de Platon, d'Aristote et de leurs successeurs ; cependant, dans l'un et l'autre cas, l'élément grec conserva sa puissance ; lorsque le temps fut arrivé il reparut au milieu du monde, dégagé de ses entraves, et portant en lui le germe d'une ère nouvelle pour le développement de l'esprit humain. Ainsi les derniers comme les premiers destructeurs de l'empire romain triomphèrent dans la sphère du pouvoir matériel, mais ils subirent constamment le joug de leurs vainqueurs pour tout ce qui rentre dans le domaine de l'intelligence.

J'ai pensé, Messieurs, que pour étudier avec fruit les doctrines des plus illustres représentans de l'école dite d'Alexandrie, il importait de connaître celles de leurs précurseurs immédiats ; c'est, à mon avis, le seul moyen de renouer et de suivre le fil de la tradition. Voilà pourquoi je me suis étendu assez longuement sur PRAXAGORE de Cos, maître d'Hérophile, et sur CHRYSIPPE de Cnide, dont Erasistrate a été le disciple.

PRAXAGORE, médecin dogmatique, le dernier des Asclépiades, le dernier du moins dont la renommée nous ait apporté le nom, s'attacha à suivre et à développer la doctrine d'Hippocrate ; il ne s'en éloigne que rarement. Chrysippe fut moins fidèle aux préceptes du vieillard de Cos ; mais il ne s'en écarta pas autant que son disciple Erasistrate. qui perpétue à Alexandrie l'ancienne rivalité de Cnide contre Cos, sous une autre forme et avec un autre caractère.

De cette époque date véritablement pour la médecine une ère nouvelle ;

alors se déclare ouvertement la lutte des modernes contre les anciens, de l'indépendance contre l'autorité, enfin de l'hétérodoxie contre l'orthodoxie; car en médecine il y eut toujours, comme en philosophie, comme en théologie, deux principes opposés, mais non ennemis irréconciliables : je veux dire la foi dans le dogme, et le libre examen; ils partagent, pour ainsi parler, l'histoire de la science en deux camps bien distincts. C'est une considération sur laquelle j'aurai souvent l'occasion de revenir, et vous resterez, je crois, convaincu, que le salut, que les vrais progrès dans les sciences dépendent précisément du choc de ces deux principes; le premier modère, le second pousse impérieusement en avant; tous les jours ce dernier reconquiert avec plus d'éclat et de force, la prépondérance qui lui est légitimement acquise.

Dans l'énumération des nombreux ouvrages de Praxagore, je me suis spécialement arrêté sur son livre intitulé : *de la Distinction des maladies aiguës.* Ce titre seul nous montre clairement la distance qui sépare Praxagore d'Hippocrate, en ce qui concerne la pathologie. Pour Hippocrate, la distinction des maladies aiguës en espèces n'est point importante; il lui suffit d'examiner ce qu'elles ont de commun. Il étudie surtout l'état général, sans trop se soucier de ce qu'il y a de local dans chaque affection. Aussi, sauf quelques-unes qu'il nomme, les maladies aiguës n'ont pas de symptômes spéciaux; ou plutôt ces maladies n'ont pas de symptômes, mais seulement des *signes* communs à toutes et dont l'étude doit faire juger toutes choses. Cette doctrine n'a pu triompher dans la science; la multiplication des espèces morbides établie dans le livre *des Sentences cnidiennes* prévalut, du temps même d'Hippocrate, ou peu après lui, car on la trouve dans des livres qui portent son nom. L'expérience démontra de bonne heure que si la considération de l'état général est très importante, il n'est pas moins essentiel de reconnaître et de traiter les lésions matérielles qui sont précisément, dans un grand nombre de cas, la cause et comme le foyer de l'état général.

Pour le dire en un mot, dans la période qui nous occupe, l'étude des détails, aussi bien en anatomie et en physiologie qu'en pathologie, est substituée à la contemplation de la nature et de la maladie.

A propos de Praxagore, je vous ai fait l'histoire des deux mots ἐπιγινόμενα et συνεδρεύοντα, épigénomènes et accidens.

L'*accident* est tout phénomène qui n'est pas lié à la maladie et qui survient à quelque époque que ce soit de son cours; l'*épigénomène*, pris dans le sens général, est un phénomène qui se montre *pendant le cours de la maladie*, mais non au début, qu'il tienne ou non à la nature même de cette maladie. Dans le sens spécial, il exprime tout phénomène se manifestant pendant le cours de la maladie, mais *tenant à son développement même*. Ainsi dans le premier cas seulement *épigénomène* peut être anonyme d'*accidens*, et *vice versa*. La valeur de ces mots, comme vous l'avez vu, a changé dans le langage médical actuel; il importait d'avoir sur leurs sens respectifs des notions précises pour en bien saisir la valeur lorsqu'ils se présentent dans les auteurs anciens, et aussi pour se faire une idée exacte du contenu de deux ouvrages de Praxagore intitulés, l'un τὰ ἐπιγενομένα, l'autre τὰ συνεδρεύοντα.

Je vous ai indiqué aussi les différens noms qu'a reçue la *luette*, et je vous ai entretenu d'une de ses maladies appelée σταφυλή (*grain de raisin*); vous en avez retrouvé la description dans Boyer.

La doctrine des *humeurs* tient une grande place, pour ne pas dire la première place, dans l'histoire de la médecine ancienne; Praxagore étant un des premiers qui ait rassemblé et systématisé les idées éparses sur ce sujet dans les écrits hippocratiques, j'ai cru devoir vous exposer sommairement cette doctrine, sur laquelle je reviendrai souvent, mais qu'il fallait d'abord considérer dans son ensemble pour bien comprendre les détails ultérieurs, et n'avoir pas à reprendre les questions générales.

C'est bien à propos de cette théorie si bizarre dans son ensemble, et cependant si logique dans les détails, quand on ne fait attention ni au point de départ, ni aux principes, qu'on peut répéter ces paroles remarquables de Fontenelle :

« Sur quelque matière que ce soit, les anciens sont assez sujets à ne
» pas raisonner dans la dernière perfection. Souvent de faibles conve-
» nances, de petites similitudes, des jeux d'esprit peu solides, des discours
» vagues et confus passent chez eux pour des preuves : aussi rien ne leur
» coûte à prouver. Mais ce qu'un ancien démontrait en se jouant, donne-
» rait, à l'heure qu'il est, bien de la peine à un pauvre moderne. Car de
» de quelle rigueur n'est-on pas sur les raisonnemens. On veut qu'ils
» soient justes, on veut qu'ils concluent; on aura la malignité de démê-
» ler la moindre équivoque, ou d'idées ou de mots; on aura la dureté de
» condamner la chose du monde la plus ingénieuse, si elle ne va pas au
» fait. Avant M. Descartes on raisonnait plus commodément : les siècles
» passés sont bien heureux de n'avoir pas eu cet homme-là. » (1)

_____

(1) Voyez FONTENELLE *ou de la Philosophie moderne relativement aux sciences physiques*; par P. Flourens. — Paris, 1847. In-12.

Ces réflexions ont un sens parfait, surtout quand on les applique à ce que les anciens ont écrit sur les sciences, car on ne saurait nier qu'ils ont poussé l'art de raisonner jusqu'à son dernier degré de perfection dans la logique proprement dite.

L'histoire du *pouls*, celle des opinions anciennes sur la cause du mouvement des artères, se rattachaient trop immédiatement à Praxagore pour que j'aie négligé de m'arrêter sur un sujet intéressant à plus d'un titre, et pour lequel je crois avoir fourni quelques documens nouveaux.

Afin que vous puissiez suivre les origines, le développement et les modifications principales de la doctrine du pouls, j'ai tâché de vous donner une idée plus exacte, plus complète, qu'on ne l'avait fait jusqu'ici de la science, ou plutôt de l'art sphygmologique, entre les mains des hippocratistes; vous avez vu que ces médecins avaient porté leur attention non seulement sur les mouvemens anormaux, mais aussi sur le battement naturel des artères, surtout aux tempes, car je n'ai point trouvé de texte qui se rapportât à l'artère radiale. Chemin faisant, je vous ai exposé les opinions de Galien sur les questions qui nous occupaient immédiatement, ou sur celles qui s'y rattachaient de très près. C'est ainsi que j'ai pu vous tracer une histoire sommaire de la sphygmologie, envisagée surtout dans ses rapports avec la physiologie, réservant tout ce qui regarde la pathologie pour le moment où nous nous occuperons du médecin de Pergame (1).

Vous savez, Messieurs, quelles opinions le maître d'Hérophile professait sur la chaleur innée, dont il niait l'existence; sur la respiration, dont l'usage était de fortifier l'âme; sur la digestion, qu'il regardait comme une putréfaction; enfin, sur les rapports génésiques qui existent entre la moelle épinière et le cerveau.

Les hippocratistes soutenaient, en se fondant sur une conception théorique de l'embryogénie, que la moelle procède du cerveau; Praxagore défendait précisément l'opinion contraire. La doctrine hippocratique est restée classique, et Galien s'en montre l'ardent défenseur. Une grande partie des anatomistes de la renaissance sont revenus au sentiment du maître d'Hérophile. Les recherches les plus récentes d'anatomie comparée et surtout d'embryogénie donnent tort à ces deux conceptions, en

(1) On trouvera du reste des renseignemens étendus sur ces diverses questions dans une brochure que j'ai publiée, l'an passé, sous ce titre : *Traité sur le pouls attribué à Rufus d'Ephèse, publié pour la première fois en grec et en français, avec une introduction et des notes.*

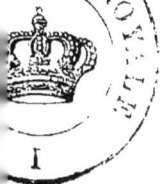

démontrant que la moelle ne procède pas plus du cerveau que le cerveau ne procède de la moelle, mais que ces deux parties, constituées d'abord par deux points isolés apparaissant à peu près simultanément, finissent par se réunir l'une à l'autre.

Vous rappeler aujourd'hui tout ce que nous retrouvons dans les auteurs sur les connaissances de Praxagore en pathologie spéciale serait prolonger ce résumé au-delà de toute mesure. Je veux seulement remettre en votre mémoire le chapitre où C. Aurelianus expose les opinions des anciens sur la question de savoir quelle partie est malade dans la pleurésie ; je n'ai pas besoin d'ajouter que le nom d'Hippocrate ne figure pas dans la liste. Les uns voulaient que le poumon fût attaqué, les autres soutenaient que la plèvre était malade. Vous avez suivi avec intérêt les argumens allégués en faveur de l'une ou de l'autre opinion, et vous avez été sans doute frappés de la force des raisons invoquées, en dehors de toute notion d'anatomie pathologique, pour défendre la bonne doctrine.

La réputation de Praxagore s'étendit au loin, vous en avez trouvé la preuve dans cette petite pièce tirée de l'*Anthologie* grecque, et due à un poète du nom de Krinagoras.

« Le fils de Phœbus lui-même (Esculape) a mis dans ta poitrine, ô Praxa-
» gore, la connaissance de l'art qui fait oublier les souris. Il a imprégné tes
» mains du baume qui guérit tous les maux. Tu as appris de la douce
» Epione (fille d'Esculape) quelles douleurs accompagnent les longues
» fièvres, et quels médicamens excellens il faut appliquer sur la chair di-
» visée; si les mortels possédaient des médecins tels que toi, la barque des
» morts ne voguerait pas si chargée. »

Il m'a paru convenable, pour ne pas laisser de lacune, de vous faire connaître les disciples de Praxagore autres qu'Hérophile, je veux dire PHILOTIME, PLISTONICUS, XÉNOPHON et MNÉSITHÉE.

XÉNOPHON m'a fourni l'occasion de vous présenter le résultat de mes recherches cliniques sur la maladie appelée *therminthe*, τέρμινθος, par les Grecs; je crois vous avoir démontré qu'il s'agit de l'*Eczema luridum*.

PHILOTIME ayant écrit un livre sur les *Officines*, j'ai rassemblé devant vous les détails concernant l'organisation de ces laboratoires des médecins dans l'antiquité ; vous avez pu vous les représenter tapissés d'instrumens, remplis des appareils ou machines propres aux opérations, et fournis de médicamens internes ou externes; maintenant les fonctions de l'opérateur, celles des aides, les relations des confrères entre eux, les rapports entre les médecins et les cliens vous sont bien connus.

Par ces détails, j'ai tâché de faire revivre une époque reculée, et de vous montrer nos premiers maîtres enseignant par la parole et par l'exemple.

MNÉSITHÉE nous a laissé le premier modèle d'une encyclopédie médicale et d'une classification des causes des maladies; de plus, j'ai été assez heureux pour vous donner le premier la traduction de fragmens étendus et importans sur le régime des enfans, fragmens qui nous ont été conservés par Oribase, et que j'ai découverts dans un manuscrit fort ancien de la bibliothèque royale. Je vais bientôt publier la description de cet important manuscrit avec des extraits considérables.

En ce qui concerne CHRYSIPPE, je me suis particulièrement attaché à sa doctrine du rejet absolu de la saignée, sujet sur lequel je reviendrai avec plus de détails encore dans une des prochaines leçons, à propos d'Erasistrate. Le nom de Chrysippe ne paraît pas avoir eu un grand retentissement. Au temps de Galien, ses livres étaient menacés d'une entière destruction.

Les disciples de Chrysippe, MÉDIUS, ARISTOGÈNE et MÉTRODORE, ne nous ont offert rien d'important à étudier. Nous sommes bientôt arrivés à HÉROPHILE.

HÉROPHILE ne nous a pas demandé moins de trois leçons ; ce n'est certainement pas une proportion démesurée, si l'on considère l'étendue et l'importance des travaux de cet illustre médecin, surtout en anatomie.

Jusqu'à lui le scalpel des anatomistes ne s'était adressé qu'aux animaux; le premier il a osé porter la main sur le cadavre de l'homme ; et même, non content d'étudier l'organisme mort, il voulut surprendre le secret de la nature sur des hommes vivans. De malheureux condamnés ont été livrés par le roi Ptolémée à son scalpel inhumain, au lieu d'être envoyés au supplice; ainsi un zèle déréglé pour la science, une passion effrénée pour la gloire, ont transformé le médecin en bourreau.

La réputation laissée par Hérophile comme anatomiste, a fait pâlir celle d'Erasistrate, et n'a guère été égalée dans l'antiquité que par celle du médecin de Pergame; à la renaissance quelques restaurateurs de l'anatomie n'ont pas craint, par un sentiment d'inconcevable jalousie, opposer le disciple de Chrysippe à Galien lui-même, et de le placer au-dessus de ce prince de l'anatomie ancienne.

Hérophile a décrit sur l'homme beaucoup de parties qui, sur les animaux, n'avaient pas fixé l'attention de ses prédécesseurs ; il a imposé à ces parties des noms qui sont arrivés jusqu'à nous, comme un témoignage de sa science anatomique et de sa renommée. Le premier avec Eudème, il a écrit sur le système nerveux ; le premier il a décrit les nerfs, mais sans les distinguer complètement des tendons et des ligamens, erreur qui, du reste, est encore en grande partie consacrée par Galien.

Aux preuves alléguées déjà par Philipson (1), j'en ai ajouté quelques autres qui établissent, je crois sans réplique, qu'Aristote ne connaissait pas les nerfs ; ce qu'il appelle de ce nom n'est autre chose que du tissu fibreux. On éprouve une sorte de remords lorsqu'on enlève ainsi à un auteur tel qu'Aristote, quelque partie de sa gloire ; on aimerait mieux, au contraire, lui trouver un nouveau titre à l'admiration ; mais c'est surtout quand il s'agit de la science, que la vérité doit s'élever au-dessus de toute considération personnelle.

Hérophile a repris et complété les recherches de son maître Praxagore sur l'anatomie et la physiologie du système vasculaire. Jusqu'ici sa doctrine rhythmique du pouls avait été mal comprise ; à l'aide de recherches nouvelles, et surtout grâce à la découverte du texte grec d'un petit traité sur le pouls (mentionné plus haut), j'ai pu faciliter l'intelligence de ce sujet par lui-même fort obscur, mais dont l'étude prouve jusqu'à quel degré d'habileté, ou si l'on veut de subtilité, les anciens étaient arrivés en sphygmologie par l'habitude constante d'étudier les modifications du pouls, en l'absence de moyens plus positifs de diagnostic.

La théorie du disciple de Praxagore sur la respiration est assez compliquée ; cette fonction consistait pour lui en six mouvemens : quatre appartenaient aux poumons, deux à la poitrine. Premier mouvement : diastole du poumon pour attirer l'air extérieur ; — deuxième mouvement : systole du poumon pour faire pénétrer l'air du poumon dans la poitrine ; — — troisième mouvement : coïncidence d'un mouvement de diastole de la part du thorax ; — quatrième mouvement : diastole du poumon pour recevoir l'air renvoyé par la diastole des parois de la poitrine (cinquième mouvement) ; — sixième mouvement : systole du poumon pour expulser à l'extérieur la surabondance de l'air.

---

(1) *De Internarum humani corporis partium cognitione Aristotelis cum Platonis sententiis comparata*, etc. Berlin, 1831. In-8°.

particulièrement par Galien et par C. Aurelius, deux auteurs dans l'esprit desquels la passion ne laisse pas toujours assez de place à la vérité et à l'impartialité. Je me trouverai dans un plus grand embarras pour les médecins du second ordre; les sources sont encore moins nombreuses et moins abondantes que pour les deux fondateurs de l'école d'Alexandrie.

Quant aux auteurs d'une renommée plus inférieure, tous les renseignemens se bornent quelquefois à leur nom; heureux quand, à force de recherches, on peut leur assigner une date, au moins approximative. Toutefois, en scrutant, en rapprochant les textes, et aussi en usant d'une induction aussi sévère que possible, il me sera permis de reconstituer quelques courtes biographies et surtout quelques parties de la science à cette époque, dont presque tous les monumens ont péri. Ainsi, je vous parlerai successivement de ce qui regarde les commentaires d'Hippocrate, écrits en grande partie par des Hérophiléens; de la médecine gymnastique et de la toxicologie. Pour ce dernier point, je trouverai des renseignemens précieux dans les poèmes de Nicandre, que je vous ferai connaître en détails. Cet auteur n'était point médecin, mais il a beaucoup emprunté aux médecins d'un âge antérieur au sien ou ses contemporains; ceux qui l'ont suivi ont beaucoup puisé dans ses ouvrages. — Plusieurs questions de chirurgie se présenteront pendant le cours de ces leçons, particulièrement à propos d'Héraclide de Tarente et d'Apollonius de Cittium.

J'espère arriver jusqu'à la migration partielle de la médecine grecque à Rome. La science se déplace ainsi successivement avec la civilisation, marquant par des siècles chacun de ses pas : de Grèce elle passe à Alexandrie, et de cette dernière ville elle se rend à Rome, devenue désormais le centre du monde politique et l'asile des sciences et des arts, qu'elle semble tenir en réserve pour faire jouir de leurs bienfaits les peuples appelés à fonder un nouvel empire sur les ruines de l'ancien.

J'apprécierai avec vous les modifications que l'esprit romain fit subir momentanément à la médecine, qui n'en resta pas moins grecque et qui reprit entièrement son caractère primitif entre les mains de Galien, source inépuisable où s'alimente la médecine pendant plus de quinze siècles.

Asclépiade, qui eut de nombreux disciples, et Thémison m'occuperont particulièrement, surtout ce dernier, comme fondateur de la secte *méthodique*, que j'étudierai en elle-même et dans ses rapports avec la doctrine de Brown et avec celle de Broussais.

Celse, si bien dénommé l'*Hippocrate latin*, sera de ma part l'objet d'un examen particulier. Le traité *de la Médecine* est, en quelque sorte, le couronnement de l'école d'Alexandrie, dont il résume, au point de vue d'un système particulier, les théories et les connaissances pratiques, conjointement avec celles des médecins nouvellement établis à Rome.

On regrette seulement de ne pouvoir presque jamais rapporter les faits et les idées à leurs auteurs primitifs. Celse, comme du reste tous les médecins anciens, copie, abrège beaucoup les travaux de ses devanciers, mais ne cite guère les sources auxquelles il a puisé.

En terminant cette leçon, je désire, si vous le permettez, Messieurs, vous exprimer un vœu et vous adresser une prière.

Mon auditoire se compose, je le vois avec une vive satisfaction, d'un grand nombre d'étudians; s'élevant au-dessus des préjugés et des habitudes, ils reconnaissent l'importance des études historiques et littéraires; ils ne croient pas s'égarer et perdre leur temps en quittant un instant le giron de notre mère commune, l'École de médecine, pour venir dans les salles du collège de France se familiariser quelque peu avec le passé, après avoir consacré une partie de leur journée à l'étude, déjà si vaste et si féconde, de la médecine actuelle. L'avenir des études historiques en France est entre leurs mains.

Ceux que leur goût et leurs études préliminaires entraînent dans cette voie, ont une occasion solennelle de faire, si je puis m'exprimer ainsi, leur profession de foi : je veux parler de la thèse. Ma demande ne paraîtra pas sans doute indiscrète; je n'empiète ni sur ses priviléges ni sur les exigences des études pratiques; je me plais à le reconnaître, dans notre école elles doivent avoir la prééminence sur toutes les autres, puisqu'en définitive la pratique est le dernier terme vers lequel doit tendre un médecin. Mais si par une heureuse direction de l'esprit on a su allier l'étude du passé à celle du présent; si d'un autre côté l'attention ne s'est point portée sur un sujet intéressant la pratique, ne convient-il pas, à défaut de recherches nouvelles et pouvant faire avancer directement la science, de préférer à une question banale soit l'étude, au point de vue historique ou littéraire de quelque question de pathologie, de thérapeutique, d'hygiène, d'anatomie, de physiologie, soit l'examen des ouvrages et des doctrines de quelque médecin dont le rôle aurait été jusqu'à présent mal ou incomplètement apprécié?

N'est-ce point là d'ailleurs un moyen de mettre dans tout son jour l'étendue des ressources de son esprit et de faire preuve, en même temps, des connaissances qu'on est convenu d'appeler positives, si l'on s'attache, dans ses recherches, à comparer les anciens aux modernes, et à tirer des règles de critique de cette comparaison ? Ainsi la thèse sera, tout ensemble, un témoignage de la culture de l'intelligence et une garantie de science pratique.

L'habitude de pareilles études deviendra pour le médecin, même au milieu des petites villes, une véritable source de distractions ; elle le sortira du cercle habituel des faits purement pratiques ; de plus, la lecture de nos classiques anciens fortifiera son goût pour le commerce avec nos bons auteurs modernes et l'éloignera de ces productions futiles et éphémères enfantées par l'amour de briller, ou par la passion, et desquelles la science n'a rien à attendre.

Du reste, Messieurs, nos confrères d'outre-Rhin nous donnent cet exemple ; chaque année il se publie en Allemagne un assez grand nombre de thèses sur l'histoire de la médecine ; plusieurs sont excellentes et méritent les honneurs de la réimpression ; vous remarquerez même que la plupart des travaux historiques publiés en Allemagne sont dus à la plume modeste et savante de praticiens relégués dans les petites villes et jusque dans les villages. Il ne vous sera pas difficile d'imiter et peut-être d'égaler vos modèles. Les Allemands sont savans et profonds ; ils ont, en outre, le génie et la patience de l'érudition. Vous aussi vous serez savans ; de plus, vous porterez dans le choix et dans la mise en œuvre des matériaux cette merveilleuse clarté, cette réserve, cette critique sévère que les Français seuls possèdent à un degré inimitable, et que nul ne leur dispute.

Je n'ai pas besoin, Messieurs, d'ajouter que je me mets tout entier à la disposition de ceux qui croiront devoir suivre le conseil que je prends la liberté de leur donner, au moins autant dans leur intérêt que dans celui de la science. Je me ferai toujours un plaisir de leur communiquer les renseignemens qui seront à ma disposition, et surtout de les familiariser avec l'étude des sources et de la bibliographie historique.

Le devoir d'un professeur ne saurait se borner à l'enseignement dogmatique ; les leçons ne sont qu'une sorte d'initiation ; ce qui est au moins aussi utile, ce qui constitue surtout le disciple, si j'ose me servir de cette ambitieuse expression, et ce qui rattache plus intimement l'auditoire à celui dont on écoute les leçons, ce sont les conférences, les causeries intimes, passez-moi ce mot, qui deviennent ainsi le développement et le complément de l'enseignement officiel.

J'emporte donc la confiance, Messieurs, que vous me croirez dévoué aussi bien à vous-mêmes qu'à nos études communes.

Typographie FÉLIX MALTESTE et Ce, rue des Deux-Portes-Saint-Sauveur, 18.

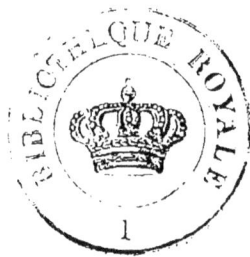

COLLÉGE DE FRANCE.

COURS

SUR

L'HISTOIRE ET LA LITTÉRATURE

DES SCIENCES MÉDICALES,

PAR

LE DOCTEUR Ch. DAREMBERG.

DEUXIÈME ANNÉE. — QUATRIÈME LEÇON [1].

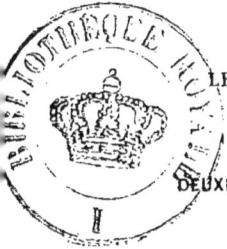

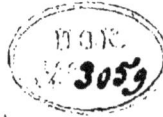

ESSAI D'UNE CLASSIFICATION CHRONOLOGIQUE ET SYSTÉMATIQUE DES AUTEURS QUI ONT VÉCU ENTRE LA FONDATION DE L'ÉCOLE MÉDICALE D'ALEXANDRIE ET GALIEN.

Messieurs,

La période que nous allons étudier cette année et dont je vous présente en quelque sorte le squelette dans le tableau suivant, est l'une des plus compliquées et des plus difficiles de l'histoire. Tous les efforts devaient donc tendre à répandre la lumière au milieu de ce

[1] Voici l'indication des sujets traités dans les trois leçons précédentes : Considérations générales sur le but et sur l'utilité pratique de l'histoire de la médecine ; — Exposition de la méthode suivie dans l'étude de cette histoire ; — Application, dans de certaines limites et à de certaines conditions, de la *Loi du progrès* à la philosophie de notre histoire ; — Caractéristique de la période comprise entre Hippocrate et Galien ; — Examen de cette question : est-il vrai, comme la plupart des historiens le prétendent, qu'après Hérophile et Érasistrate la médecine fut divisée en trois branches, dont chacune était exercée par une classe spéciale de médecins ? — A ce propos, recherches sur la profession des *Rhizotomes* et des *Pharmacopoles*, que quelques-uns ont considérés, à tort, comme faisant partie du corps médical, ou comme répondant à nos pharmaciens.

chaos; mais il semble, au contraire, que les historiens ont pris plaisir à épaissir les ténèbres, à augmenter la confusion par l'absence de méthode, par le défaut de recherches précises, par le peu de soin qu'ils ont pris à établir une série régulière, à distinguer les auteurs les uns des autres, à les grouper systématiquement, et en même temps selon l'ordre chronologique. Dans Sprengel, en particulier, le désordre est au comble; les notes du nouvel et savant éditeur M. Rosenbaum contiennent, il est vrai, quelques rectifications et plusieurs additions de détail, mais elles ne reconstituent pas l'ensemble.

Je crois être arrivé à des résultats plus satisfaisants par l'étude attentive de tout ce qui regarde les nombreux auteurs de la période, par le rapprochement minutieux des plus petits textes, des circonstances les plus indifférentes en apparence. Toutefois, je ne prétends pas avoir atteint le but que tout historien doit se proposer : la compréhension sans nuages, l'exposition sans obscurité et sans incertitude; mais le lecteur comparera; je le laisse bien volontiers juge.

Dans mon tableau je me suis d'abord efforcé de marquer d'une façon régulière la succession et la contemporanéité des auteurs afin de faire ressortir dans l'exposition des faits et des doctrines la marche générale de la science, le caractère et le développement de chaque secte. Un très-petit nombre d'auteurs s'est montré rebelle à toute classification; pour quelques-uns je ne suis arrivé qu'à des probabilités; enfin, pour le plus grand nombre, j'ai pu agir avec toute la certitude qu'on peut exiger en pareille matière. Après ce premier travail, j'ai cherché à rapporter chaque auteur ou chaque série d'auteurs à des dates plus ou moins exactes.

Pour dresser ce tableau il m'a fallu partir de données très-diverses, puisque je n'avais à ma disposition que quelques dates approximatives; j'ai donc pris tour à tour en considération la succession des disciples aux maîtres, les citations des auteurs les uns par les autres, les témoignages des écrivains autres que ceux de la série, qu'ils soient ou non médecins, enfin la concordance de certains faits médicaux avec quelques faits de l'histoire politique; de toutes ces données, il est résulté une série régulière que j'ai pu mesurer en quelque sorte sur une échelle chronologique [1].

Comme je me suis surtout appuyé sur la succession des disciples aux

[1] Pour la chronologie politique je m'en suis ordinairement rapporté à Heeren.

maîtres, j'ai admis (ce qui du reste est un principe assez généralement reçu) que la période d'activité qui fonde la réputation d'un homme est *en moyenne* de trente ans, entre trente et soixante ans ; et que pour le disciple cette période commence dix ans avant le déclin de celle du maître. Je n'ai dévié de cette mesure qu'en présence de dates fixes qui m'étaient fournies par les relations de l'histoire politique avec l'histoire médicale. Un exemple fera comprendre ce procédé ; entre les deux chefs de l'école médicale d'Alexandrie et Andréas, il ne se trouve aucune date même approximative ; eh bien, pour rattacher ensemble ces deux jalons, pour combler l'intervalle qui sépare ces deux époques, j'ai adopté la marche suivante : Hérophile et Érasistrate étant placés entre 305 et 280 [1], les disciples commençant leur carrière indépendante dix ans avant le déclin de la période d'activité de leurs maîtres, j'ai placé Bacchius et Straton entre 290 et 260, et ainsi de suite ; il en est de même pour les disciples de Philinus, etc.

Dans certains cas il ne m'a pas été possible de déterminer si les auteurs cités étaient contemporains de ceux qui les citaient, ou s'ils leur étaient antérieurs de quelque temps ; je me suis décidé à les mettre dans une catégorie à part, immédiatement avant les auteurs par qui ils sont cités ; en sorte qu'on pourra les rattacher à la génération qui les suit et à celle qui les précède ; car dans tous ces cas il ne paraît pas possible de remonter plus haut qu'à une génération ; quel que soit le parti qu'on adopte, la marche générale de l'histoire n'est pas notablement troublée, et on n'exigera sans doute pas un autre résultat avec aussi peu de renseignements.

Comme moyen mnémonique et comme point de repère, j'ai mis l'histoire médicale en concordance avec l'histoire politique. Le théâtre principal de l'histoire médicale à cette époque est l'Égypte ; mais notre histoire est aussi mêlée quelquefois à celle des rois de Syrie, dont l'empire était en Orient, le plus considérable après celui des Ptolémées ; j'ai donc cru devoir donner la série chronologique des rois d'Égypte et de Syrie, en la mettant, par des empiétements et des rappels successifs, en concordance avec mes époques artificielles. J'ai

---

[1] J'ai réduit pour ces deux médecins la période à vingt-cinq ans. Il est probable, en effet, qu'ils ne furent appelés à Alexandrie que quelque temps après l'arrivée dans cette ville de Démétrius de Phalère (308), qui donna la première impulsion au mouvement intellectuel en Égypte ; d'ailleurs, pour mériter cet honneur, Hérophile et Érasistrate avaient dû jouir déjà, dans leur pays, d'une certaine renommée.

remplacé cette série par celle des empereurs, quand l'empire romain est resté seul debout sur les ruines du monde ancien.

J'ai placé dans la dernière colonne du tableau l'indication des principaux sujets que je compte traiter pendant le premier semestre, et qui me sont fournis par les auteurs dont vous possédez maintenant la liste régulière. Après m'être efforcé, dans les leçons précédentes, de vous faire bien saisir l'esprit et la méthode qui me dirigent dans mes recherches et dans mon exposition, il était convenable de vous donner un aperçu des détails, surtout pour une période aussi chargée de noms et de faits.

En vous présentant ce tableau, j'ai voulu arriver à votre esprit par vos yeux, et graver ainsi pour longtemps dans votre mémoire une série de noms et de dates très-difficiles à retenir si on les apprend isolément.

Il n'est pas très-conforme à la chronologie de poursuivre isolément l'histoire de chacune des trois sectes, et de revenir ensuite aux médecins qui n'ont appartenu à aucune d'elles; mais cette marche m'est en quelque sorte imposée et par la nécessité d'établir de l'ordre dans mon exposition, et par l'inconvénient qu'il y aurait à passer incessamment d'un sujet à un autre; c'est, du reste, à mon avis, le seul moyen de faire ressortir dans leur ensemble les rapports et les oppositions qui existent entre chaque secte, et de suivre ces sectes dans leur complet développement.

Il est encore une autre irrégularité que je dois justifier. Je conduis l'histoire des sectes jusqu'à Galien, qui les absorbe toutes et en tire un système uniforme; au contraire, pour l'histoire des médecins qui ne sont ni *hérophiléens,* ni *érasistratéens,* ni *empiriques,* et qui ne s'appellent pas non plus *dogmatiques,* je m'arrête vers quatre-vingts ou soixante-dix ans avant J. C. J'ai cru devoir agir ainsi parce que tous ces médecins forment une catégorie à part et qu'ils appartiennent à cette classe de spécialistes appelés *chirurgiens,* car Nicandre et Crateuas ne sont pas médecins.

Après eux les médecins que je pourrais appeler *indépendants,* et que je rencontre dans la suite de l'histoire jusqu'à Galien, forment à leur tour une catégorie bien distincte; ce ne sont plus des spécialistes, mais des médecins dans toute l'étendue du terme; sans porter de dénomination spéciale, ils représentent cependant assez nettement le dogmatisme qui se dégage de plus en plus des discussions nées au sein des sectes diverses entre lesquelles est partagé le domaine de la science. On n'oubliera pas non plus qu'entre les mains de plusieurs de ces médecins l'anatomie et même la physiologie reprennent l'importance qu'elles avaient perdue depuis les travaux d'Hérophile et d'Erasistrate.

D'un autre côté, à peu près vers le premier tiers du dernier siècle avant J. C., la science reçoit une impulsion toute nouvelle par la naissance du système d'Asclépiade, précurseur de Thémison ; la médecine venait aussi d'accomplir une seconde migration ; d'Alexandrie elle s'était rendue à Rome avec les sciences et les arts de la Grèce et de l'Orient à la suite des vainqueurs. Ce déplacement, ces voies nouvellement ouvertes, ne suffisent-elles pas pour motiver une sous-division dans la période que nous étudions ; car je ne saurais trouver là les bases d'une division plus profonde, c'est-à-dire de l'établissement d'une véritable période, puisque le caractère général de la science reste le même ; d'ailleurs, ainsi que je vous le faisais remarquer plus haut, à côté de la secte méthodique, à côté des médecins *indépendants*, les trois sectes primitives persistent ; leur existence devient assez obscure, il est vrai, mais enfin elles sont représentées par quelques noms propres dont il faut bien tenir compte.

Ce n'est qu'aux époques où tous les événements humains semblent marcher de concert, où l'humanité tout entière se modifie, et quelquefois même se transforme, que la science change aussi sur tous les points et dans presque tous les sens ; alors seulement commencent et finissent les périodes dans l'histoire.

J'avais besoin, Messieurs, de vous donner ces explications pour faire bien comprendre et la marche que j'ai suivie et l'économie du tableau qui présente à la fin, d'après ce plan, des lacunes que je comblerai dans le semestre prochain.

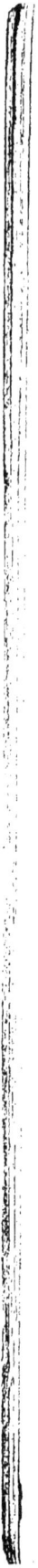

NOTES JUSTIFICATIVES DU TABLEAU.

(1) Nicias, condisciple d'Érasistrate et ami de Théocrite, d'après Denys d'Éphèse, dans sa *Liste des médecins* (*Schol. in Theoc.* Idyl. XI).

(2) Callimaque était, suivant Érotien (*Gloss. in Hipp.*, p. 8, ed. Franz., Lips., 1780), de la famille d'Hérophile, d'où il suit qu'on doit le placer au même rang que les disciples immédiats de ce médecin.

(3) Callianax, cité par Bacchius, et d'après Bacchius par Zeuxis (Gal., *Com.* IV, *in Hipp. Epid.* VI, § 9, t. XVII ʰ, p. 144, éd. Kuehn); c'est l'auteur le plus ancien qui porte le nom d'*hérophiléen;* on doit, en conséquence, le regarder comme disciple et non comme contemporain d'Hérophile; car il est établi par Galien que les sectes hérophiléenne et érasistratéenne ne furent constituées et ne reçurent leur dénomination qu'après la mort d'Hérophile (Gal., *de Diff. puls.*, IV, 2, t. VIII, p. 715).

(4) Bacchius, contemporain de Philinus de Cos, lequel était élève (ἀκουστής) d'Hérophile (Erot. *lib. sup. laud.*, p. 8; — Gal., *Introd. s. med.*, cap. 4, t. XIV, p. 683).

(5) Straton, disciple d'Érasistrate, suivant Rufus (dans Oribase, *Collect. med.*, XLV, 23, p. 60, ed. Card. A. Mai, Romæ, 1831); élevé par Érasistrate lui-même, il l'accompagnait toujours, et travaillait dans sa maison, suivant Diogène de Laërte (V, 3, 6) et suivant Galien (*Adv. Erasist. Roma degentes;* cap. 2, t. XI, p. 197).

(6) Xénophon est placé par Galien avant Apollonius de Memphis (*Introd. s. Med.*, cap. 10, t. XIV, p. 699, 700); je le regarde donc comme contempo-rain de Straton.

(7) Philinus *de Cos*, disciple d'Hérophile, est contemporain de Bacchius (voy. ce nom).

(8) Ptolémée, etc. Il est impossible, avec les données que nous possédons, de déterminer d'une manière exacte l'âge des médecins compris dans cette catégorie, et qui sont tous érasistratéens; j'ai cru cependant pouvoir leur assigner cette place par les considérations suivantes : Ptolémée est cité par Cœlius Auré-lianus immédiatement après Érasistrate (*Chron.* III, 8, p. 479, éd. Almel); — Galien cite également Apémante immédiatement après Érasistrate, en même temps que Straton (*Adv. Erasist. Romæ deg.*, cap. x, t. XI, p. 151); — Diogène de Laërte regarde Chrysippe comme un élève d'Érasistrate (VII, 7, 10); d'un autre côté, il ne paraît pas que les érasistratéens aient beaucoup fait parler d'eux nominativement longtemps après la mort de leur chef. Par toutes ces raisons, qui établissent au moins des probabilités, j'ai cru pouvoir considérer ces érasistratéens comme contemporains, soit de Sraton, soit d'Apollonius de Memphis; pour marquer cette incertitude, je les ai placés dans une catégorie à part, afin qu'on puisse les rattacher à l'un ou l'autre de ces auteurs. — On remarquera que c'est la première fois qu'Athé-

ʀɪᴏɴ figure parmi les érasistratéens; il n'est cité avec l'épithète d'*érasistra-téen* que par Soranus (*de Re obstreticia*, ed. Dietz, Regiom. Pruss., 1837, in-8°, p. 210).

(9) Gʟᴀᴜᴄɪᴀs vivait, ou du moins écrivait, avant Zeuxis, Héraclides de Ta-rente et d'Érythrée (Gal., *Com.* I, *in Epid.* VI, *prooim.*, t. XVII*, p. 793-4); il a été critiqué par Zeuxis (Gal., *Com.* II, *in Epid.* VI, § 45, t. XVII ª, p. 992). Galien le place habituellement après Bacchius. Regardant donc Glaucias, comme contemporain, soit de Bacchius, soit de Zeuxis (car je ne crois pas qu'il soit possible de trouver place pour une génération entre ces deux médecins), je l'inscris dans un rang intermédiaire. — Faut-il placer à côté de Glaucias Éᴘɪᴄʟès, qu'il semble, d'après Erotien (p. 18), avoir imité dans l'arrange-ment par ordre alphabétique des mots obscurs d'Hippocrate?

(10) Aᴘᴏʟʟᴏɴɪᴜs, disciple immédiat de Straton (Gal., *de Differ. puls.*, IV, 17, t. VIII, p. 759). Cet Apollonius ne me paraît pas devoir être distingué d'Apollonius de Memphis.

(11) Séʀᴀᴘɪᴏɴ, successeur de Philinus de Cos (Gal., *Introd. s. Med.*, cap. 4, t. XIV, p. 683).

(12) Zᴇᴜxɪs *l'empirique*, distingué pour la première fois par la chronologie et par les doctrines de Zeuxis *l'hérophiléen* (voy. plus bas); il vivait après Glaucias, et par conséquent après Bacchius, comme on l'a vu plus haut; il est antérieur à Zénon, à Héraclides de Tarente, et sans doute il écrivait avant Ptolémée III Évergètes, ainsi que je l'ai établi par une série de rap-prochements qu'il serait trop long d'énumérer ici; je dirai seulement que Galien (*Com.* II, *in Prorrh.*, I, § 58, t. XVI, p. 638) l'appelle *un très-an-cien empirique*, et qu'il ne donne cette qualification de *très-ancien* à aucun autre empirique.

(13) Mᴀɴᴛɪᴀs, maître d'Héraclides de Tarente (Gal., *Sec. loc.*, VI, 9, t. XII, p. 988-9).

(14) Cʜʀʏsᴇʀᴍᴇ, maître d'Héraclides d'Erythrée (Gal., *de Diff. puls.*, IV, 10, t. VIII, p. 743).

(15) Déᴍéᴛʀɪᴜs. Démétrius d'Attale, d'Apamée ou de Bythinie, a été cri-tiqué par Héraclides de Tarente (Gal., *Sec. gen.*, IV, 7, t. XIII, p. 722-24); il est donc son contemporain, ou de très-peu antérieur à lui.

(16) Cʏᴅɪᴀs a été réfuté par Lysimaque de Cos, qu'on peut regarder égale-ment comme contemporain de Démétrius, puisqu'il l'a combattu (Erot., *Gloss.*, p. 8). Je place donc ces trois médecins dans une catégorie à part, comme je l'ai fait pour Glaucias, et par les mêmes motifs.

(17) Mᴏʟᴘɪs, Nɪʟᴇᴜs, Nʏᴍᴘʜᴏᴅᴏʀᴇ étant cités par Héraclides de Tarente (Gal., *Com.* I, *in Hipp. de Articul.*, § 40, t. XVIII ª, p. 736), je dois natu-rellement les placer à côté de Démétrius. — Voici maintenant les motifs qui m'ont déterminé à ranger les quatre médecins suivants dans la même catégorie : Celse (VII, *prooim.*) nomme ces médecins dans l'ordre que je

leur ai assigné ; il nomme après eux les deux Apollonius (qu'on a de bonnes raisons pour regarder comme les mêmes personnages qu'Apollonius *l'empirique* et Apollonius *Biblas*) et Ammonius *le lithotomiste* (voy. plus bas); comme Celse cite ordinairement les auteurs par ordre chronologique, j'ai pensé qu'il fallait regarder PHILOXÈNE, GORGIAS, SOSTRATE et HÉRON comme contemporains d'Apollonius dont nous savons l'âge, ou du moins comme le précédant de très-peu; je les ai donc placés dans la même catégorie que Nymphodore et les autres, puisque Apollonius est contemporain d'Héraclides de Tarente.— Je n'ai pu trouver aucune donnée sur l'âge d'APOLLONIUS *la bête* et d'APOLLONIUS *de Pergame*; si je les ai rangés dans cette accolade, c'est qu'ils nous sont surtout connus comme chirurgiens. Le premier est cité par Érotien (p. 8) entre Bacchius et Dioscoride Phacas; mais lors même que cette place représenterait l'ordre chronologique, ce qui est probable, les limites seraient bien vagues.

(18) ZÉNON. Il ne me paraît pas possible de déterminer avec certitude si Zénon *l'hérophiléen* doit être distingué de Zénon *de Laodicée*, où s'il s'agit du même personnage. Quoi qu'il en soit, Zénon l'hérophiléen est placé par Celse (V, *prooim.*) avant Andréas, et on voit par Galien (*Com.* II, *in Epid.* III, § 5, t. XVII *, p. 618) qu'il était jalousé par Héraclides de Tarente, d'où l'on doit conclure que ces deux médecins étaient contemporains.

(19) HÉRACLIDES *de Tarente*, contemporain de Zénon et disciple de Mantias, ainsi qu'on l'a vu à ces deux noms.

(20) HÉRACLIDES *d'Érythrée*, distingué pour la première fois d'un autre Héraclides appartenant à la même secte, et désigné par Strabon comme son contemporain et avec l'épithète d'*hérophiléen* (*Geogr.*, XIV, p. 558, 742). Galien (*Com.* I, *in Epid.* VI, prooim., t. XVII *, p. 794) place Héraclides d'Erythrée parmi les anciens qui ont les premiers commenté les *Épidémies* d'Hippocrate, après Bacchius et Glaucias. Ailleurs (*Com.* II, *in Epid.* III, § 14, t. XVII*, p. 608) Galien nomme également Héraclides d'Erythrée avec Héraclides de Tarente ; il me semble très-logique de tirer de cette double circonstance la conclusion que ces deux Héraclides sont contemporains.

(21) APOLLONIUS *l'empirique* vivait du temps de Zénon, car il y a eu entre eux une discussion (Gal., *Com.* II, *in Epid.* III, § 5, t. XVII *, p. 618).

(22) AMMONIUS est cité par Celse (*loc. sup. cit.*) après Apollonius l'empirique; je le place donc entre cet Apollonius et Apollonius Biblas, puisqu'il peut être contemporain de l'un et de l'autre.

(23) APOLLONIUS *Biblas* a continué la polémique engagée entre Zénon et Apollonius l'empirique, qu'on doit vraisemblablement regarder comme son père.

(24) ANDRÉAS. Il est difficile de le distinguer d'Andréas de Caryste. Celse (V, *prooim.*) place Andréas entre Zénon et Apollonius *Mys*; il est vraisemblable que cet ordre réprésente la série chronologique; seulement avec cette seule donnée Andréas flotterait dans un espace de plus de cent

ans ; mais si on considère que Polybe (V, 81) nomme un Andréas comme médecin de Ptolémée *Philopator* qui régnait entre 221 et 204, si on se rappelle en même temps que cette date se rapporte au beau temps des hérophiléens, et à l'époque où l'on s'occupait avec ardeur de médicaments, sujet de prédilection pour Andréas, on aura de très-fortes raisons de croire qu'Andréas l'hérophiléen et celui dont parle Polybe sont le même personnage.

(25) APOLLOPHANES, cité souvent par C. Aurélianus, est sans doute le même que celui mentionné par Polybe (V, 56) comme médecin d'Antiochus le Grand, qui régnait entre 222 et 186.

(26) NICANDRE a dédié un de ses poëmes à Attale III, dernier roi de Pergame, qui a régné entre 138 et 133 (voy. *Vie de Nicandre*, en tête des *Scolies* sur les *Thériaques*); j'ai donc pris une moyenne, et je crois la date 150-120, très-approximative; Nicandre n'étant pas médecin, on a tort de le ranger parmi les *empiriques*.

(27) ZOPYRE. On voit par un passage de Galien (*de Antid.*, II, 8, p. 150, t. XIV), que Zopyre était contemporain de Mithridate, puisqu'il lui a envoyé un médicament de sa façon pour l'essayer ; or, Mithridate a régné de 123 à 65.

(28) CRATEUAS est contemporain de Zopyre puisqu'il a eu également des rapports avec Mithridate ; il a donné à plusieurs plantes le nom ou le surnom du roi de Pont; il lui a même dédié un livre sur les plantes. Crateuas était *rhizotome* et non médecin ; c'est donc à tort qu'on le range parmi les *empiriques*.

(29) HICÉSIUS vivait une génération avant Strabon, ainsi que cet auteur lui-même le témoigne (I, 12, p. 245,); or, Strabon a vécu entre l'an 50 avant J. C. et l'an 20 ou 30 après.

(30) MÉNODORE, ami d'Hicésius (Athénée, *Deipnosoph.*, II, 53, p. 58-59).

(31) PASICRATES était frère de Ménodore, si on peut s'en rapporter à une vieille inscription trouvée à Ancyre et conçue en ces termes : *A Capiion, fils de Pasicrate, Pasicrate et Ménodore, ses fils.* — Comme Amyntas et Périgènes sont cités ordinairement avec Pasicrates et qu'ils ont traité des mêmes sujets, je les ai mis ensemble; il n'est pas bien sûr du reste que tous trois aient été médecins.

(32) APOLLONIUS de *Cittium* était, comme il le dit lui-même (vid. *Schol. in Hipp. et Galen.*, ed. Dietz, t. I, p. 2), disciple de Zopyre et condisciple de Posidonius, par conséquent il doit être à peu près du temps d'Hicésius qui vivait après Zopyre. Ptolémée à qui il a dédié son *Commentaire sur le Traité des Articulations* d'Hippocrate, est peut-être Ptolémée XI *Aulètes* (80-52 ans avant J. C.).

(33) POSIDONIUS, disciple de Zopyre l'empirique, condisciple d'Apollonius de Cittium, me semble devoir être placé à côté de ce dernier.

(34) Dioscorides *Phacas* était, au dire de Suidas, contemporain de la reine Cléopâtre (52-30 ans avant J. C.); il était donc contemporain d'Apollonius de Cittium.

(35) Zeuxis *hérophiléen*, contemporain de Strabon (XII, p. 244, 245) ainsi que les deux auteurs suivants Apollonius Mys et Héraclides l'hérophiléen (Strab. XIV, p. 558 et 742).

(36) Alexandre *Philalèthes* succéda à Zeuxis dans l'école de Laodicée (Strab. XII, 244, 245).

(37) Démosthènes et Aristoxènes, disciples d'Alexandre (Galien, *de Diff. puls.*, IV, 4, t. VIII, p. 717, et 10, p. 746).

(38) Gaïus. On ne sait rien sur cet auteur; il est cité comme hérophiléen par C. Aurélianus (*Acut.* III, 14, p. 225); son nom tout latin fait supposer qu'il vivait à une époque assez récente; voilà pourquoi je l'ai placé après Alexandre. Ce Gaïus ou Caïus est sans doute le même que Gaïus *l'oculiste* ou le *napolitain*, cité assez souvent par Galien, dans ses traités sur les médicaments.

(39) Diodore, nommé par Galien (*Meth. med.*, II, 7, t. X, p. 143) comme empirique, n'est cité que par Asclépiade *pharmacion* (Gal. *Sec. gen.* V, 15, t. XIII, p. 857;—*Sec. loc.* IX, 2, t. XIII, p. 237; *ibid.* X, 3, t. XIII, p. 361), et par Criton (*Sec. loc.* V, 3, t. XII, p. 834); or, Asclépiade, plus ancien que Criton, vivait entre 60 et 90 après J. C. Je crois en conséquence pouvoir placer Diodore entre 40 et 70 de notre ère.

(40) Theudas et Ménodote. On voit par Sextus-Empiricus, que ces médecins vivaient au temps de Trajan, qui a régné entre 98 et 117.

(41) Lycus était disciple de Quintus, et condisciple de Satyrus et de Phécianus, qui avaient été les maîtres de Galien; il paraît que Lycus était un peu plus ancien qu'eux. Peut-être devrait-on le placer entre 130 et 160. Je suppose que Quintus lui-même était empirique, mais je manque de données positives pour l'affirmer. — Æschrion ~~/~~ compatriote et maître de Galien (*Simp. med.*, XI, 1, 24, t. XII, p. 356), ~~doit être placé à la même époque que Lycus~~. — Calliclès ne m'est connu jusqu'à présent que par son nom (Gal., *Meth. med.* II, 7, t. X, p. 143).

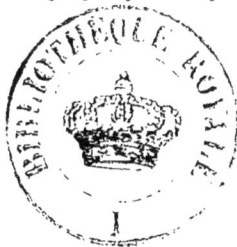

www.ingramcontent.com/pod-product-compliance
Lightning Source LLC
Chambersburg PA
CBHW071339200326
41520CB00013B/3031